UNIVERSITÉ DE LYON

Faculté de Médecine et de Pharmacie

RÉGULATEURS DE TEMPÉRATURE

PAR LE

Dʳ H. BORDIER

PROFESSEUR AGRÉGÉ DE PHYSIQUE MÉDICALE

Leçon recueillie par M. Th. NOGIER

Préparateur du Cours

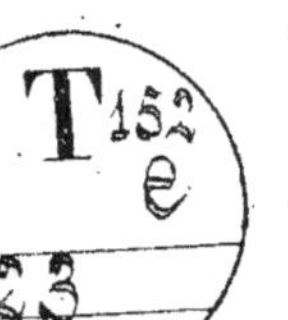

LYON

IMPRIMERIE A. MAISONNEUVE

41, Passage de l'Hôtel-Dieu

1903

Régulateurs de température

M. M.

Comme application des effets de dilatation produits par la chaleur, nous devons étudier en premier lieu les régulateurs de température. Ces appareils sont, en effet, basés sur la dilatation; ils ont pour but de régulariser la température d'un milieu liquide ou gazeux. On les utilise particulièrement pour maintenir constante la température des étuves employées en bactériologie et en histologie.

Nous trouvons dans tous ces appareils:

1° un corps dont on utilise la dilatation;

2° un organe qui permet de régler la température au degré voulu;

3° un dispositif destiné à éviter l'extinction complète de la source de chaleur.

Nous examinerons successivement ces trois points dans les différents modèles de régulateurs, mais il est bon de connaître tout d'abord le dispositif évitant l'extinction et qu'on appelle sauterelle.

Une sauterelle se compose de 2 tubes réunis par un troisième transversal formant avec les précédents la lettre H. Sur la branche ef est placé un robinet r. La branche CD est parcourue par le gaz d'éclairage se rendant au régulateur et AB par le gaz revenant de ce même appareil. Supposons que le régulateur n'admette plus le gaz d'éclairage, le brûleur va s'éteindre, mais si j'ai préalablement entr'ouvert le robinet r la dérivation de gaz ainsi produite sera suffisante pour maintenir le bec allumé.

On peut construire soi-même très-aisément une sauterelle avec deux tubes de verre ou de métal en T réunis par un tube de caoutchouc sur lequel on place une pince P (cf. Fig. 2) qui permet d'ouvrir plus ou moins le tube de

Fig 1.

communication. Le gaz peut ainsi continuer à arriver au brûleur malgré le fonctionnement du régulateur.

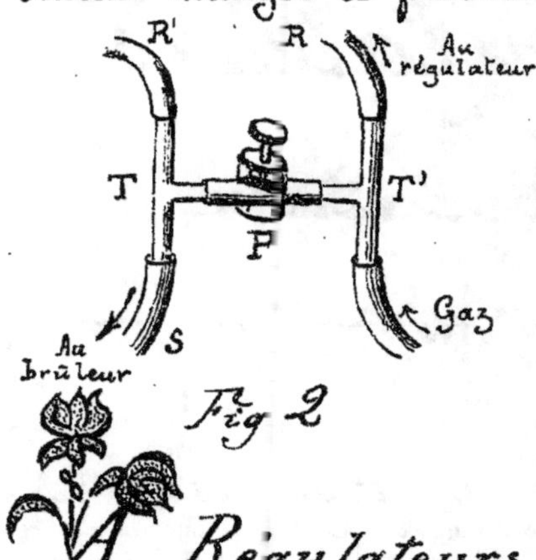

Fig 2

Parmi les corps dont nous pourrons utiliser la dilatation pour la construction des régulateurs nous établirons tout d'abord une division. Ces corps peuvent être **solides**, **liquides** ou **gazeux**, d'où trois catégories d'appareils dont la sensibilité ira en croissant du premier au dernier, les solides étant moins dilatables que les liquides et ceux-ci moins que les gaz.

A. Régulateurs basés sur la dilatation des solides.

1° Régulateur de Miquel.

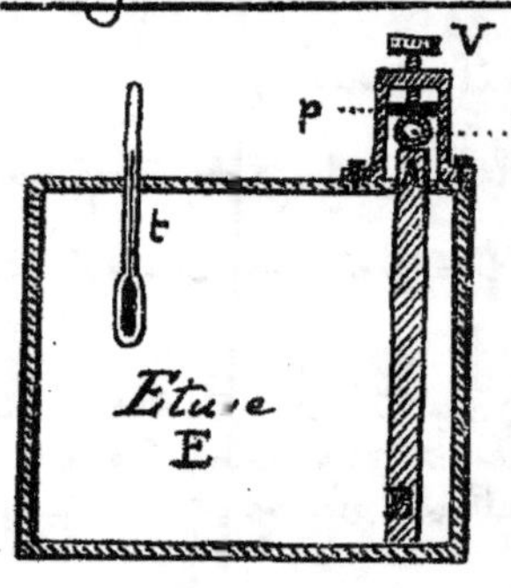

Fig. 3

Il se compose d'une barre de zinc AB plongée presque complètement dans l'enceinte E que l'on veut maintenir à une température constante. Dès que la température s'élève, le zinc se dilate et est par cela même capable de produire un effet mécanique. C'est cet effet que l'on utilise. Au-dessus de l'extrémité de la barre se trouve un tube de caoutchouc souple T amenant le gaz d'éclairage au brûleur qui chauffe l'étuve. Ce tube passe entre la barre de zinc et la plateforme p d'une vis de réglage V que supporte un étrier fixe en métal.

Quand la barre AB se dilatera, elle écrasera peu à peu le tube de caoutchouc, modérant ainsi l'arrivée du gaz et par suite la température de l'étuve.

On obtient la température voulue en agissant sur la vis V ; quand le thermomètre t marque le degré que l'on désire, on abaisse la plateforme p de façon à écraser presque complètement le tube T.

Pour empêcher l'extinction du brûleur une sauterelle est ici nécessaire.

2° Régulateur de Roux.

Un second régulateur, reposant également sur la dilatation des solides est celui de Roux. Son principe est le même que celui du thermomètre métallique de Bréguet que nous avons étudié dans une des précédentes leçons. Soient deux lames, de **zinc** et d'**acier** soudées ensemble et repliées en U de telle façon que le Zn soit à l'extérieur. Si l'on vient à chauffer ce système, le Zn s'allongeant plus que l'acier puisque son coefficient de dilatation linéaire est

$$0,000.031$$

alors que celui de l'acier est

$$0,000.011$$

la double lame s'incurve de façon à faire rapprocher les deux branches AB et CD.

L'ensemble des deux branches métalliques zinc-acier du régulateur étudié est placé dans l'étuve ; la branche AB est fixée dans une plaque EFGH. L'effet de la dilatation sera donc double sur la branche CD qui est ainsi la partie active de l'instrument. En **D** on a fixé une bielle légère actionnant un petit piston qui glisse dans un cylindre métallique. Le gaz d'éclairage traverse ce cylindre, entrant par **e**, sortant par **s**.

L'étuve vient elle à s'échauffer, le piston attiré vers la gauche par l'exagération de courbure de ABCD rétrécit l'orifice **e** et ralentit le débit du gaz.

Une sauterelle est ici encore nécessaire, car le piston P peut obturer totalement **e**, ce qui amènerait l'extinction.

Pour permettre de régler l'appareil à la température désirée, le cylindre contenant le piston est mobile à l'aide de la vis V et peut être rapproché ou éloigné de la paroi de l'étuve.

Fig 4.

B. Régulateurs basés sur la dilatation des liquides.

1° Régulateur à membrane de d'Arsonval. — Le liquide dilatable est ici de l'huile. On en remplit le tube en fer T de l'appareil (cf. Fig. 5) qui est la seule partie plongée dans l'étuve. Ce tube est en relation avec une capsule CC'C'' fermée par un diaphragme métallique très mince m. En face de cette membrane aboutit le tube d'arrivée du gaz A : il est très voisin de m m', aussi lorsque la pression augmente en L (cf. Fig. 6) par suite de la dilatation du liquide, la convexité de la membrane vient obturer l'extrémité de A.

Pour éviter l'extinction du brûleur, il faut munir l'appareil d'une sauterelle ou, plus simplement percer en o une petite ouverture qui sera suffisante pour laisser

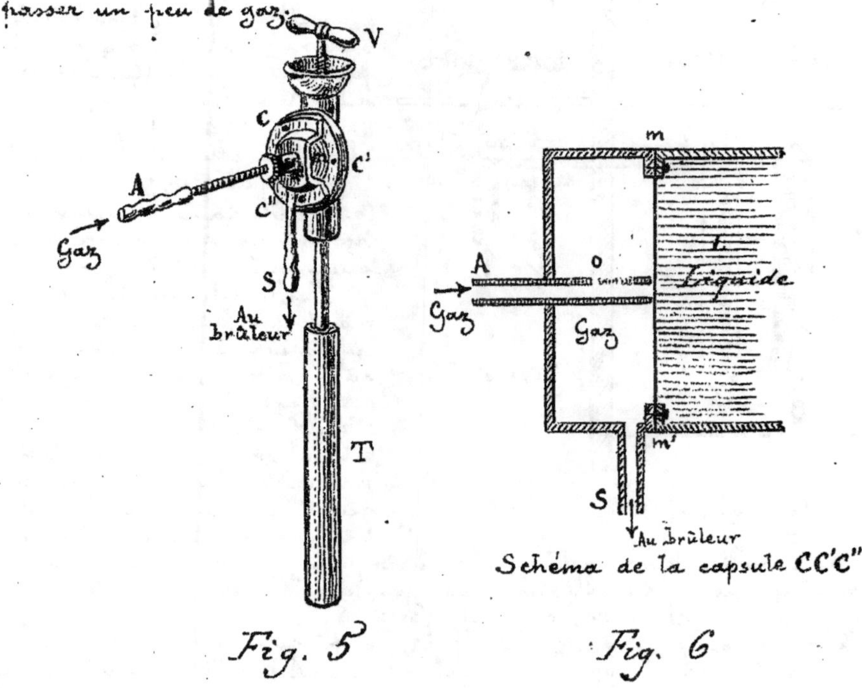

Fig. 5   Fig. 6

Le réglage est obtenu très simplement au moyen du bouchon à vis V terminé en pointe qui permet de faire commencer l'effet de la dilatation de l'huile sur la membrane m m' à partir de telle température que l'on veut.

2: Régulateur de Chancel. — Plus simple que le précédent, cet appareil ne comporte pas de membrane. Il se compose d'une enveloppe de verre que l'on remplit de mercure jusqu'en P.

En C et en B (cf. Fig. 7) se trouvent deux tubulures. AC sert à amener le gaz d'éclairage et VB sert au réglage de l'appareil. A la partie sup⁺ᵉ se trouve une pièce R en verre munie d'un orifice de sortie S pour le gaz.

Pour se servir de ce régulateur, on place la partie BB' dans l'enceinte dont on veut régler la température. Le mercure se dilate alors et vient obturer l'orifice a du tube R.

On obtient la température désirée en enfonçant ou en retirant le piston P' dans le tube VB à l'aide de la vis V.

On peut ici se dispenser d'une sauterelle grâce à un

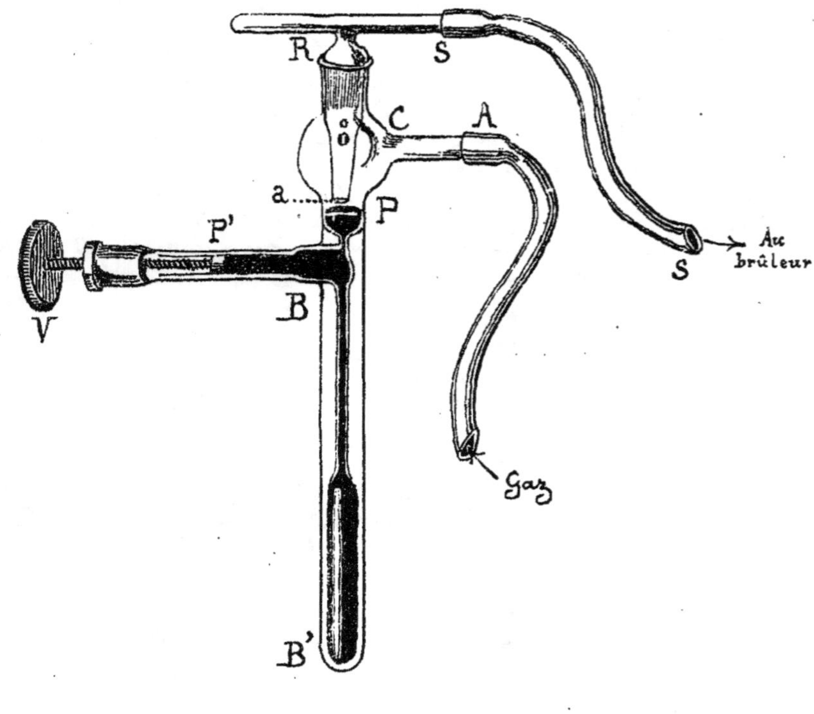

Fig. 7

petit orifice o destiné au passage du gaz d'éclairage.

3° Régulateur de Schloesing.

— Le régulateur de Schloesing est constitué par un tube de verre E E' muni d'une tubulure latérale M M'. En E se trouve un entonnoir de verre avec robinet r à sa partie inférieure.

La tubulure M M' est fermée par une membrane de caoutchouc et pénètre dans une petite ampoule de verre à quatre ouvertures. L'ouverture 1 livre passage à un fil métallique fin qui supporte une plaque P; dans la tubulure 2 est fixé le tube d'arrivée du gaz qui s'arrête à une petite distance de la plaque P; en 3 est le tube de sortie du gaz.

Pour se servir de l'instrument, on ouvre le robinet r et l'intérieur du tube étant bien sec et bien propre, on y verse du mercure purifié, puis on transporte le régulateur dans l'étuve que l'on veut maintenir à une température constante.

On laisse d'abord le robinet r ouvert et on allume le brûleur. Le mercure se dilate et déborde dans l'entonnoir E. Le degré voulu étant atteint, on ferme r ; la dilatation ne peut plus se faire alors que du côté de la tubulure. La dilatation du mercure fait bomber la membrane M"; celle-ci repousse la plaque P qui, à son tour ferme plus ou moins le tube d'arrivée du gaz et d'autant plus que la température tend à être plus élevée dans l'étuve.

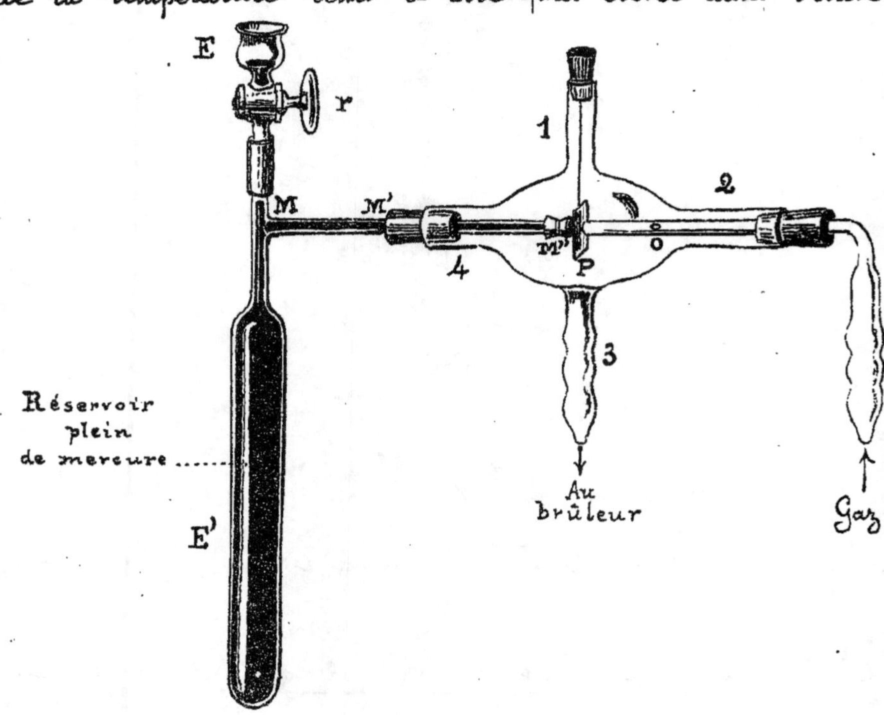

Fig. 8

Pour empêcher le brûleur de s'éteindre, on ménage en o une ouverture qui laisse passer une certaine quantité de gaz et dispense d'une sauterelle.

4º Régulateur de Schlœsing simplifié. —

On peut construire soi-même aisément un régulateur basé sur le même principe que le précédent.

On prend un matras en verre M que l'on remplit d'huile ou de glycérine pure. C'est la partie de l'instrument qui plongera dans l'étuve. En B on fixe un tube de caoutchouc épais relié à une pièce en T en verre ou en laiton munie d'un robinet R avec entonnoir E. La partie droite de cette pièce pénètre dans un verre de lampe V et est fermée par une membrane souple m. Vis à vis de m et à une très faible distance se trouve le tube d'arrivée du gaz A percé en o d'un petit orifice pour éviter l'emploi d'une sauterelle.

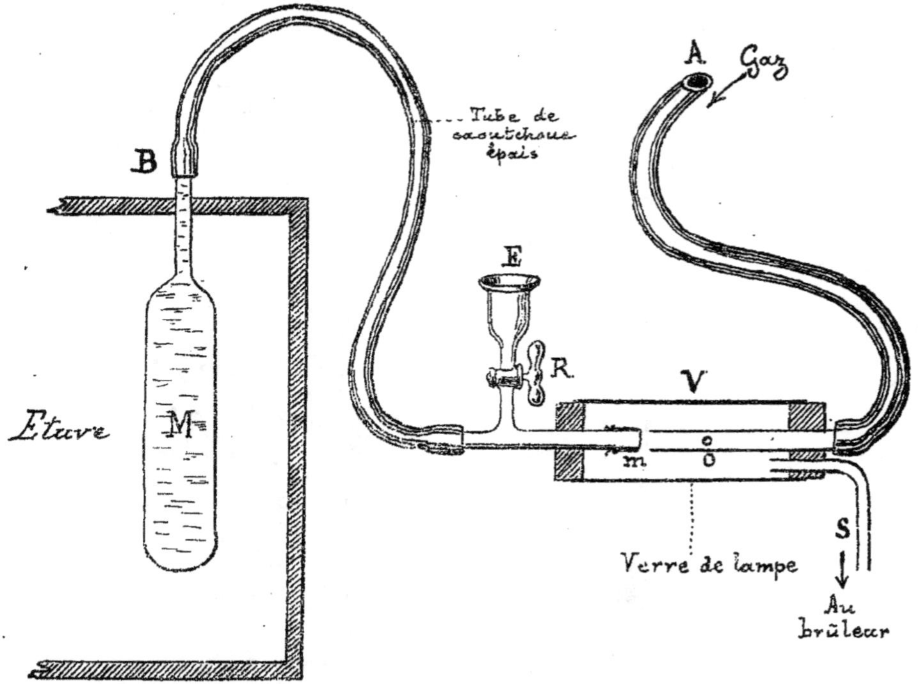

Fig. 9

On règle l'instrument comme le régulateur de Schlœsing, en se servant du robinet R.

Quand la glycérine se dilate, elle applique plus ou moins la membrane m sur le tube d'arrivée du gaz et règle ainsi le débit.

5º <u>Régulateurs électro-magnétiques</u>. _ Dans ces

régulateurs dont nous décrirons deux modèles, c'est toujours un liquide dont la dilatation est utilisée, mais au lieu de produire directement un effet mécanique toujours assez faible, elle sert uniquement à fermer ou à ouvrir un circuit électrique dont l'énergie sera appliquée de diverses façons.

<u>1er</u> Modèle. — Un tube rempli de mercure et portant en V une tige de fer munie d'une vis, tel est l'organe que l'on plongera dans l'étuve. A l'extérieur se trouve un circuit électrique constitué par une pile P, un électro-aimant E et deux fils qui aboutissent l'un à la vis V, l'autre à un fil de platine p soudé dans la paroi du réservoir.

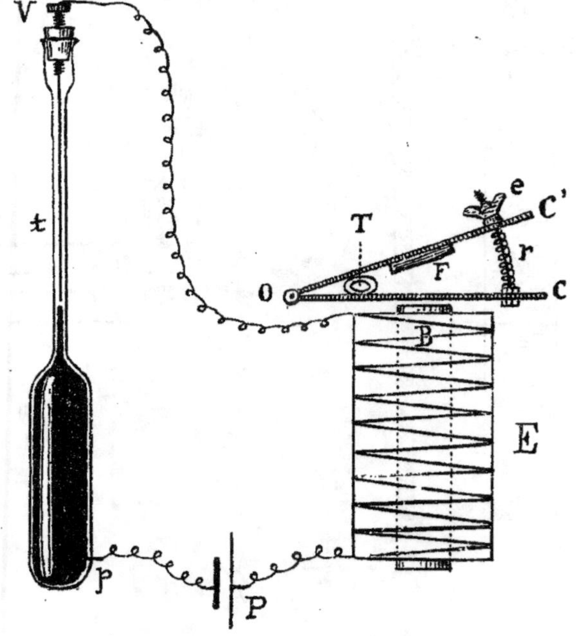

Fig. 40

Devant l'extrémité B de l'électro, on dispose une charnière composée de deux pièces de cuivre CC' dont une seule C' est mobile autour de l'axe O. Cette pièce mobile porte une armature de fer F. Le tube qui se rend au brûleur passe en T entre les deux parties de la charnière.

Si la température s'élève, que va-t-il se passer? Le

mercure se dilatant va toucher la tige **t** et fermer le circuit électrique. L'électro attire **C'**, écrase le tube **T** et cela pendant tout le temps que le mercure et la pointe **t** sont au contact. Le gaz passe plus lentement dans **T** et la température de l'étuve s'abaisse. Mais quand elle diminue au-dessous du degré cherché le contact entre le mercure et **t** cesse, le courant ne passe plus. Alors la pièce **C'** est repoussée grâce à l'élasticité du caoutchouc et du ressort **r** et le gaz passe de nouveau librement.

Un ressort à boudin **r**, que l'on peut serrer au moyen de l'écrou **e**, permet de donner au tube **T** tel degré de compression que l'on veut. Il est dès lors très facile de régler l'appareil pour la température désirée.

Une sauterelle est indispensable avec cet appareil pour empêcher l'extinction du brûleur.

2ᵉ Modèle. — Ce régulateur a été imaginé par A. Figuier.

Le réservoir contenant le mercure a une forme quelconque. Prenons-le par exemple identique à celui du modèle précédent.

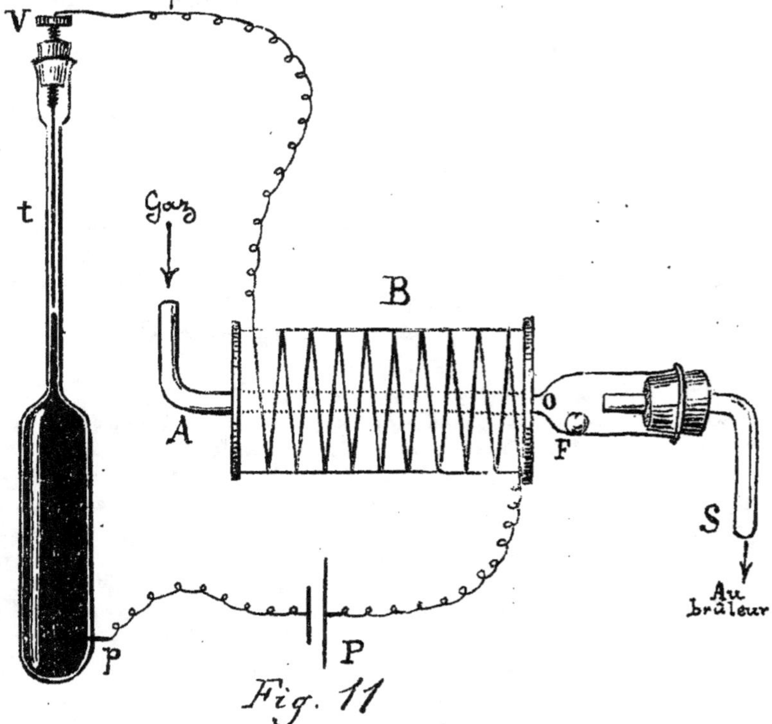

Fig. 11

Les fils qui sont attachés en V et en p sont reliés d'autre part à une bobine B qui entoure le tube d'arrivée du gaz. En F on a placé une petite bille de fer. Quand la température s'élève, le courant passe et l'action magnétique de la bobine se faisant sentir à travers le verre attire la boule F en O. Le gaz cesse alors de passer.

Le courant gazeux est donc réglé ici par des alternatives d'attraction et de chute de la petite sphère F. Mais pendant que l'orifice O est bouché, le brûleur doit s'éteindre. On peut remédier à cet inconvénient soit à l'aide d'une sauterelle soit en donnant à F un certain degré de rugosité. L'oblitération du tube AO n'est alors que partielle

Quant au réglage de la température, on l'obtient en élevant plus ou moins la tige Vt qui traverse le bouchon du réservoir.

6° Régulateur de Regaud. — On doit au Dr Regaud, Professeur agrégé à la Faculté de Médecine de Lyon plusieurs modèles de régulateurs fort ingénieux. Vous les voyez fonctionner ici sous vos yeux.

Dans la classe des régulateurs qui utilisent la dilatation d'un liquide, nous étudierons celui que je vous présente et dont est munie cette platine chauffante [1].

Remarquez tout de suite qu'avec ce régulateur nous supprimons le brûleur à gaz que nous avons toujours vu figurer dans les divers modèles que je vous ai signalés. C'est l'effet Joule qui est utilisé ici comme source de chaleur.

A l'intérieur d'une enceinte en maillechort dont nous ne représentons ici que le schéma (cf. Fig. 12) un fil résistant en ferro-nickel enroulé en spirale baigne dans de l'huile de vaseline. En A est un orifice qui reçoit un tube en U recourbé dans l'intérieur duquel on place du mercure. L'huile de vaseline arrive dans le tube en U jusqu'à la surface du mercure. Vous voyez en V une vis portant à sa partie inférieure une tige de platine terminée

---

[1] Platine chauffante, système du Dr Regaud.

en pointe. En P est un fil de platine mis en communication

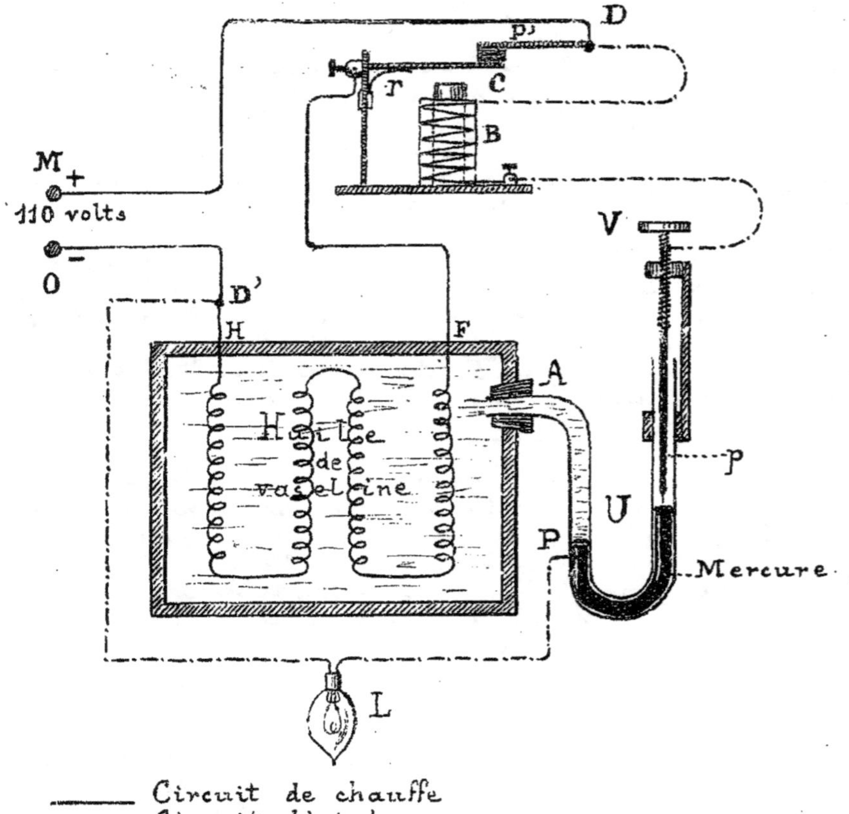

______ Circuit de chauffe
_·_·_ Circuit dérivé

Fig. 12

avec le mercure du tube U.

Le courant continu ou alternatif servant à chauffer le milieu liquide traverse les spirales de ferro-nickel et passe dans l'armature C qui, normalement, touche le contact P' puis va à l'autre pôle M de la prise de courant.

Quant à la régulation de la température, elle est assurée au moyen du relai B constitué par une bobine : celle-ci communique en D avec le circuit principal et avec la pointe VP ; enfin le fil P est en relation avec le circuit de chauffe en D'.

Les connexions étant ainsi établies, le courant provenant de la canalisation électrique à 110 volts va suivre la route MDP'. En P' par suite du contact entre la lame C et P' (position de repos) le courant continue sa marche et va de C en F, traverse les résistances plongées dans l'huile et les échauffe, enfin par H retourne à la source. Remarquez, Messieurs, qu'à ce moment il n'y a pas contact entre le mercure du tube U et la pointe p que porte la vis V.

Mais quand la chaleur est arrivée au degré voulu, l'huile de vaseline, par sa dilatation, repousse le mercure jusqu'au contact de p; le circuit dérivé est alors parcouru par un courant et la bobine B, devenue un électro-aimant, attire l'armature C malgré le ressort r : le circuit de chauffe est rompu.

Tant que la température est un peu supérieure au degré désiré dans l'étuve les choses restent en l'état, mais sitôt que par suite de la contraction de l'huile de "vaseline" le mercure a cessé de toucher p, le courant passe dans le circuit de chauffe car à cet instant précis le courant cesse dans le circuit dérivé et la pièce C est repoussée par r au contact de P'

On règle l'appareil pour la température désirée au moyen de la vis V qui commande la tige t et permet de l'élever ou de l'abaisser.

Pour diminuer l'intensité dans le circuit dérivé, une petite lampe à incandescence L est placée dans ce circuit. Elle s'allume dès que le circuit de chauffe ne fonctionne plus. Elle permet en outre de vérifier très facilement si l'appareil est en service ou non.

Critiques à adresser
aux régulateurs à solides et à liquides
en général.

Les régulateurs à liquides et à plus forte raison à solides ont un inconvénient, c'est leur défaut de sensibilité. Il faut cependant s'entendre sur ce terme et ne pas les rejeter sans autre explication. Un régulateur à liquide bien construit permet de maintenir la température constante à quelques dixièmes de degré près. Mais on peut obtenir mieux et pour cela il faut s'adresser aux régulateurs de la troisième catégorie que nous allons maintenant étudier.

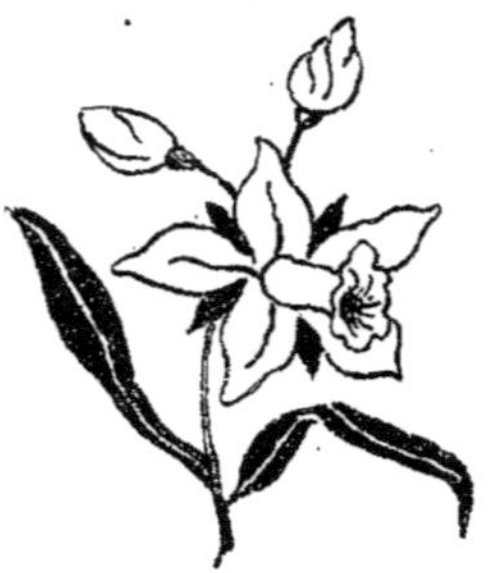

C. Régulateurs basés sur la dilatation des gaz.

Pour comparer les coefficients de dilatation des liquides et des gaz, vous n'avez, Messieurs, qu'à jeter un coup d'œil sur le tableau suivant :

Coefficients de dilatation cubique	Mercure	0,000.180	Hydrogène	0,003.661
	Alcool	0,001.049	Air	0,003.670
	Ether	0,001.513	CO^2	0,003.710
	Aldéhyde	0,001.654	SO^2	0,003.903

Vous comprenez aisément que les régulateurs basés sur la dilatation des gaz seront beaucoup plus sensibles. Nous en étudierons les principaux modèles.

1° <u>Régulateur de Raulin</u>. — Le gaz dont on utilise la dilatation est ici de l'air.

L'appareil se compose d'un tube en verre portant deux renflements, un supérieur sphérique et l'autre inférieur, cylindrique réunis par une partie plus étroite. En CD est un bouchon traversé par un tube en fer taillé en biseau (cf. Fig. 13 en AB) dont le niveau inférieur est voisin de la surface du mercure qui remplit le fond du réservoir R et le tube tt' soudé à la partie inférieure du col EFHI.

L'air contenu dans la chambre R'R" ne peut se dilater sans comprimer le mercure et sans l'obliger à monter dans le col EFHI par le tube tt'.

On place le réservoir R dans l'étuve et on règle l'appareil en amenant le tube AB au contact du mercure lorsque le thermomètre marque la température voulue.

Une sauterelle est nécessaire avec cet appareil à moins

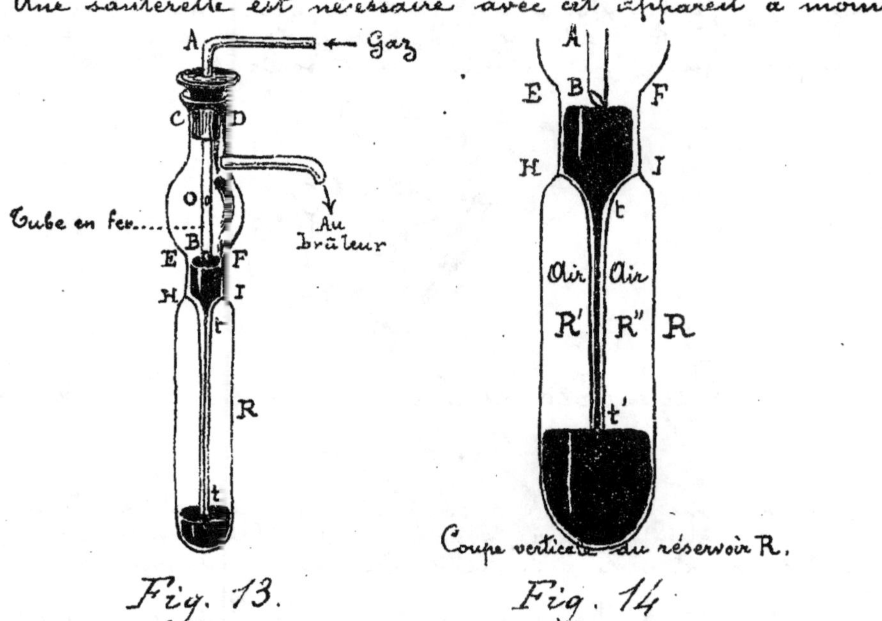

Fig. 13.

Coupe verticale du réservoir R.

Fig. 14

qu'on ne perce en o un petit orifice destiné à laisser passer une quantité de gaz suffisante pour empêcher l'extinction du brûleur.

2° <u>Régulateur d'Ostwald</u>. — Quoique différent du précédent par la forme, ce régulateur fonctionne de la même manière. L'air contenu dans le réservoir R presse sur le mercure et le force à remonter dans la branche CB.

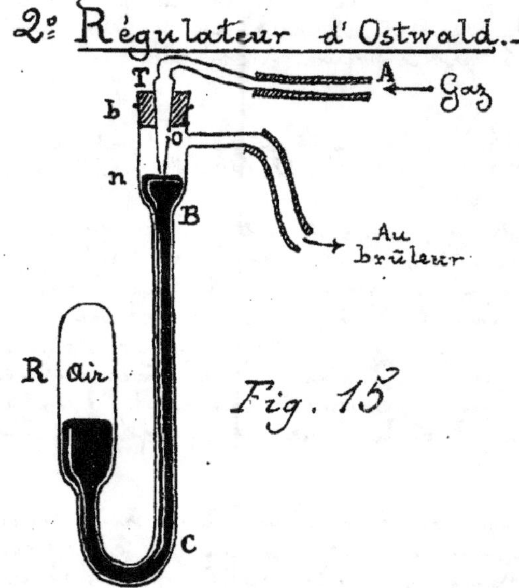

Lorsque le niveau n a atteint l'extrémité inférieure de T, le gaz ne passe plus que par l'ouverture o, le brûleur est à l'état de veilleuse et l'étuve se refroidit. Alors le niveau du mercure baisse, permet le libre passage du gaz et le brûleur se rallume.

On règle l'appareil pour la température désirée en enfonçant plus ou moins le tube T dans le bouchon B.

Cet appareil est employé dans le thermostat du même auteur.

3° <u>Régulateur de Chauveau</u>. — Ce régulateur est d'une grande précision en même temps que fort sensible. Il est basé sur les tensions de vapeurs.

Ainsi que le montre la fig. 16 il est constitué par deux réservoirs B et C réunis par un tube de caoutchouc T T' T".

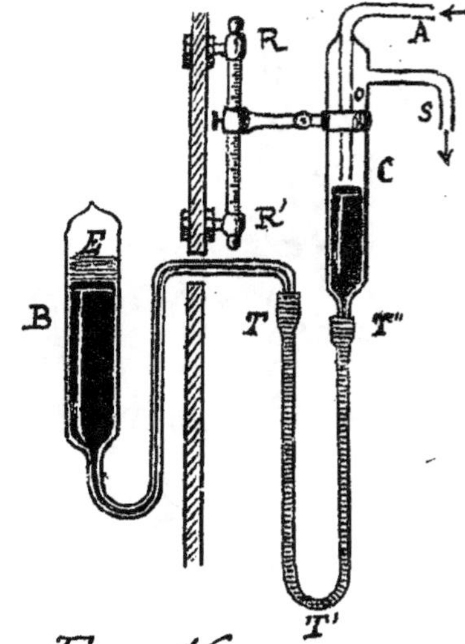

Fig. 16

Dans l'espace E on fait passer un liquide volatil (éther par exemple) et on loge le récipient B dans l'étuve. Si la température atteint une valeur voisine du point d'ébullition de l'éther (+ 40°) la tension de vapeur de ce liquide tend à devenir égale à la pression atmosphérique et le mercure de B est repoussé dans le réservoir C. Il vient donc obturer le tube A qui amène le gaz.

Si la température de B baisse, le phénomène inverse se produit.

Pour régler l'appareil au degré voulu, on enserre le réservoir C dans un collier métallique que l'on peut déplacer le long d'une règle graduée RR'.

On n'emploie pas de sauterelle, l'orifice o percé dans le tube A donnant toujours assez de gaz pour empêcher l'extinction du brûleur.

Selon les températures que l'on veut obtenir on emploie des liquides différents :

Entre	25° et 40°	on se sert d'	Éther
	35° – 45°	....	Hydrure d'amyle
	44° – 54°	....	Sulfure de carbone
	54° – 64°	....	Acétone
	58° – 70°	....	Chloroforme
	65° – 75°	....	Alcool méthylique
	75° – 85°	....	Alcool éthylique
	78° – 110°	....	Benzène

4° <u>Régulateur à hydrogène de Regaud</u>. —

Ce régulateur est destiné aux étuves pour cultures bactériologiques. Il est constitué par un tube en U dont une branche A est beaucoup plus large que l'autre B. La branche A porte à la partie inférieure un diverticulum qui sert à loger une certaine quantité de mercure lors du réglage.

Dans la branche A se trouve de l'hydrogène pur et sec sous une pression inférieure à la pression atmosphérique : le mercure de B descend en laissant au-dessus de lui le vide barométrique et la hauteur de la colonne mercurielle est telle qu'elle fait équilibre à la pression de l'hydrogène.

Deux fils de platine f et f' traversent la paroi : le fil f est

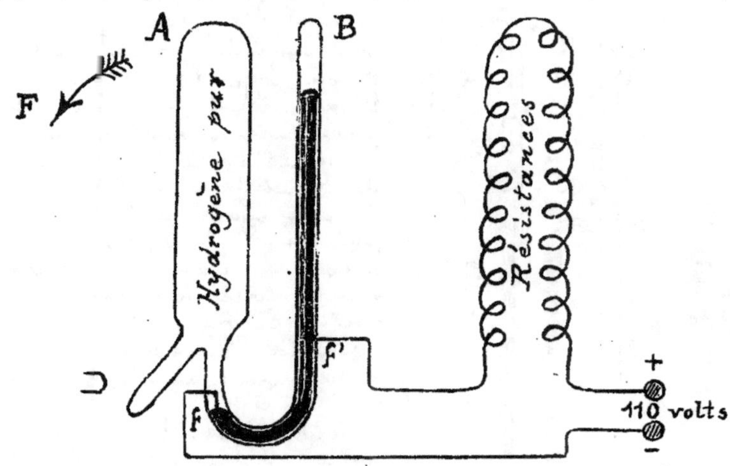

Fig. 17

retourné en forme de crochet ; ces deux fils sont reliés au circuit de chauffe de l'étuve et à une prise de courant industriel à 110 volts (continu ou alternatif.)

Pour obtenir la température voulue, on incline le régulateur à gauche suivant la flèche F pour faire passer dans le diverticulum D la quantité de mercure suffisante pour que le fil f vienne juste toucher le niveau du mercure quand la température voulue est atteinte.

Vous comprenez alors facilement, Messieurs, le fonctionnement du régulateur ; dès que la température dépasse la valeur fixée, l'hydrogène repousse le mercure et le contact cesse en f. Le courant source de chaleur est alors interrompu et la température de l'étuve tend à baisser immédiatement ; mais alors le volume de l'hydrogène diminue et le contact en f est aussitôt rétabli. Ce régulateur est, sans contredit, l'un des plus sensibles que l'on ait construit et je vous le recommande pour toutes les étuves à chauffage électrique.

En modifiant la forme de l'ampoule où est contenu l'hydrogène, Mr Regaud l'a adapté à la régulation de la température des bains de paraffine si utiles en histologie et en anatomie pathologique.

Dessins par
Th. Nogier.